MÉMOIRE

SUR

LA GROSSESSE,

CONSIDÉRÉE

SOUS LE RAPPORT

PHYSIOLOGICO-PATHOLOGIQUE,

Dans l'État actuel de la Science;

PAR

AURÈLE FINIZIO,

Docteur en Médecine et en Chirurgie

MÉMOIRE

SUR

LA GROSSESSE,

CONSIDÉRÉE

SOUS LE RAPPORT

PHYSIOLOGICO-PATHOLOGIQUE,

Dans l'État actuel de la Science;

PAR

AURÈLE FINIZIO,

Docteur en Médecine et en Chirurgie

DE LA ROYALE UNIVERSITÉ DES ÉTUDES DE NAPLES; CHIRURGIEN DE L'HÔPITAL DE SAINTE-MARIE DE LORETTE A NAPLES; MÉDECIN-ACCOUCHEUR ET DES MALADIES DES FEMMES ET DES ENTANTS; MEMBRE CORRESPONDANT DE L'ACADÉMIE ROYALE DE MÉDECINE DE STRASBOURG,

ETC., ETC., ETC.

PARIS,

IMPRIMERIE DE BUREAU, RUE COQUILLIÈRE, 22.

1842.

A Son Excellence

M. LE DUC SERRA CAPRIOLA,

AMBASSADEUR

De Sa Majesté le Roi du Royaume des Deux-Siciles,

PRÈS SA MAJESTÉ

LE ROI DES FRANÇAIS,

Chevalier de plusieurs Ordres, etc., etc.

Monseigneur,

Ne pouvant vous prouver ma reconnaissance par des faits, permettez-moi du moins que je vous en offre l'expression par des travaux académiques, que vous avez encouragés, et qui me seront d'un heureux augure, si vous daignez en accepter la dédicace en témoignage de mes sentiments; et s'ils méritent votre approbation...., elle ne pourra que m'encourager toujours davantage dans les études que j'ai entreprises pour me perfectionner dans ma carrière et me consoler de mon éloignement de ma famille et de ma patrie!....

Veuillez agréer l'hommage que je vous offre, avec celui de mon respect, et de la haute considération avec laquelle

J'ai l'honneur d'être,

De Votre Excellence,

Le très humble et très obéissant serviteur.

AURÈLE FINIZIO.

Paris, le 28 Mars 1842.

INTRODUCTION.

" Intéressante dans toutes les positions de sa vie,
" la femme mérite encore plus de soins et d'égards,
" pendant la grossesse, puisque cette fonction se
" rattache autant aux intérêts de la société, qu'au
" bonheur des familles. "

LACHAISE. — *Hig. Phys.*

La vie est l'évolution successive d'une série particulière de phénomènes provoqués ou facilités par la présence des agents extérieurs, et que quelques corps seulement peuvent réaliser. Ceux-ci on les nomme corps vivants....

La vie n'est donc pas toujours une, et identique ; elle n'est pas une répétition monotone des mêmes actes. De véritables révolutions, c'est-à-dire des changements plus ou moins profonds, qui, tout en respectant l'individualité, lui donnent des allures, des qualités, des aptitudes nouvelles, se font remarquer dans la durée de tout ce qui existe dans la vie des mondes, comme dans la vie des empires, dans la vie de l'homme, comme dans celle du plus petit atome organique.

De toutes les révolutions, qui ont lieu dans la vie humaine, les plus nombreuses, les plus remarquables, sans contredit, s'opèrent dans cette moitié de l'espèce qui passe pour la plus faible, la plus délicate... c'est la *femme*, oui... la femme, en effet, est certainement, bien plus que l'homme, sujette à ces grandes modifications, à ces perturbations physiologiques qui changent les cours ordinaires des choses vitales, donnent à l'organisme des tendances nouvelles, et modifient les rapports intérieurs et extérieurs. Remarquons que ces changements sont liés le plus souvent aux phénomènes de la propagation de l'espèce. Or, l'homme n'apparaît qu'un instant dans la scène génératrice. Tout le reste appartient à sa compagne; et ce reste se compose de phénomènes complexes, dont la succession remplit souvent toute la vie de la femme. Celle-ci, impubère, pubère, mariée, grosse, en couches, nourrice, est au moral, au physique, comme au vital, un être très-varié, quoique simple au fond.

La femme est le reflet de tout ce qui, dans elle, touche de près ou de loin à l'acte propagateur, qui s'y trouve élevé à sa plus haute puissance. C'est de là qu'elle tire l'empreinte particulière qui caractérise ses qualités vitales, intellectuelles et affectives.

Parmi ces scènes de la vie de la femme, dont chacun inspire le plus haut intérêt, je choisirai la grossesse, c'est-à-dire l'intervalle qui sépare le moment de l'imprégnation de celui de la parturition, j'étudierai la femme enceinte sous le point de vue le plus général; je parlerai peu des détails, qui pourraient embarrasser l'exposition de mes idées, et que d'ailleurs l'on retrouve partout, et, chemin faisant, je donnerai les applications pratiques, qui se déduiront naturellement des principes adoptés.

LA GROSSESSE

CONSIDÉRÉE SOUS LE RAPPORT

PHYSIOLOGICO-PATHOLOGIQUE

DANS L'ÉTAT ACTUEL DE LA SCIENCE.

De même qu'un être, en passant à un degré plus ou moins élevé de complication organique, conçoit des aptitudes nouvelles, ainsi fait la femme qui a conçu. Une autre fonction s'établit chez elle ; cette fonction, d'une importance majeure, se constitue anatomiquement par des modifications matérielles, profondes et étendues. Elle donne une direction spéciale à l'ensemble des forces organiques : on peut dire alors, sans métaphore, que la femme vit essentiellement pour son fruit ; car tout en elle s'accommode aux besoins de ce dernier, qui, devenu le terme d'un vaste travail synergique, est un centre dont les rayons sont partout dans l'organisme de la mère. Celle-ci, absorbée par incubation formatrice, ne sent pas, ne se meut pas comme auparavant ; c'est un mode vivant nouveau.

Au physique, c'est un mouvement fluxionnaire concentrique qui crée des organes, et imprime des changements à ceux qui existent déjà.

Au vital, ce sont des dispositions, des modes de sentir

spéciaux qui sont la source de tendances morbides et de quelques antipathies plus ou moins prononcées pour tels actes pathologiques.

Que serait-ce si j'étudiais la femme enceinte sous le rapport intellectuel et affectif?... Quel beau sujet de contemplation pour l'anatomiste, le médecin, le moraliste. Mais désireux de me renfermer dans ma spécialité, je ne veux m'occuper de la grossesse, que sous le point de vue médical. J'essaierai de traiter les causes, les phases, les caractères, les effets de la révolution vitale qui constitue cet état. Heureux ainsi d'écarter la plupart des difficultés d'un aussi immense travail. Mon sujet est plutôt pratique : car la femme enceinte vivant d'une autre vie physiologique, doit aussi avoir une vie pathologique différente.

De tout temps on a remarqué qu'elle était plus particulièrement exposée à certaines maladies, et qu'il y en avait d'autres dont l'action pouvait plus difficilement l'atteindre. Plusieurs maladies chroniques, scrofules, névroses, phthisies, etc., etc., ont été soulagées, guéries passagèrement et même radicalement par le fait seul de la grossesse. Certaines maladies aiguës s'établissent plus difficilement alors.

Probablement l'action vitale concentrée dans l'utérus, empêche ailleurs la formation ou la continuation d'un autre travail, et rend le corps moins sensible à l'action de quelques causes morbides. Un fait bien remarquable qui prouverait que cette espèce de *révolution* doit s'entendre bien autrement qu'on ne le fait, c'est qu'on a vu des cancers de l'utérus suspendre leur marche dès l'imprégnation, faire même des pas rétrogrades durant la grossesse, permettre le développement normal du fœtus, se prêter à la parturition ; et cela fait, la série des phénomènes de cette maladie recommençait avec une activité remarquable. Ici la révolution n'a pu s'opérer d'organe à organe, puisque les mouvements étaient pareillement concentrés au même endroit dans les deux états qui se sont succédé : elle a lieu, non sous le rapport de déplacement, mais sous celui de la qualité du mode d'être de l'action vitale. La matrice est devenue pour le moment incapable d'affection cancéreuse, parce qu'elle s'est trouvée susceptible de l'affection de la grossesse. L'impossibilité de la présence simultanée de deux travaux organiques opposés, explique comment il se fait que, lorsqu'une cause morbide et énergique introduit dans l'économie d'une femme enceinte une affection aiguë, profonde et violente, la maladie, ou la mort de l'enfant en sont la conséquence inévitable.

Les causes morbides qui attaquent particulièrement les femmes enceintes sont celles qui peuvent déranger l'ordre des actes de formation dont elle est le théâtre, ou bien qui exagèrent ou vicient les nouvelles tendances qui se sont introduites en elle par suite de l'affection à laquelle l'imprégnation a donné lieu. Il y a telles épidémies qui agissent principalement sur le système utérin, et qui se font sentir aux femmes enceintes : telles sont les épidémies *d'avortement* signalées par Hippocrate, Fodéré, Capuron et d'autres observateurs.

Pour apprécier le mode suivant lequel l'équilibre physiologique de la femme grosse peut être détruit, il faut savoir de quel côté il tend à s'échapper. Pour cela, je vais étudier le mode vivant (affection) de la femme enceinte, non en lui-même, parce que son essence est inconnue, mais à l'aide des phénomènes par lesquels il pourra se rendre accessible à nos sens.

Les sollicitations morbides dont la femme peut être l'objet sont externes ou internes. Les causes sont mécaniques : si leur énergie est suffisante, elles ont des effets nécessaires comme dans tous les sujets ; mais les conséquences varieront à cause de l'état nouveau où se trouve la femme. Les conséquences peuvent peser sur elle, ou sur son fruit; de tout temps les tribunaux, et les médecins légistes en ont tenu compte dans leurs décisions.

Il y a des causes mécaniques morbides, qui ne seraient rien, ou peu de chose pour d'autres individus, et qui, pour la femme enceinte, n'ont pas le même degré d'innocuïté pour des motifs semblables, qui ont encore été appréciés en médecine légale.

Les causes externes, qu'on pourrait appeler dynamiques, sont celles qui s'adressent spécialement, non pas à tel tissu, mais à l'ensemble vivant de l'organisme. Suivant donc l'état actuel de cet organisme, ces causes auront tel ou tel effet. Les causes internes sont le plus fréquemment dynamiques : il en est pourtant de mécaniques dont, ce me semble, on a exagéré un peu l'importance. Les impressions dont la cause est purement anatomique diffèrent d'une influence dynamique, par une circonstance essentielle : c'est qu'elles sont plus actives et plus puissantes suivant que le changement anatomique est plus ou moins considérable, et qu'elles se proportionnent aux diverses phases que ce dernier présente.

Il est impossible de constater de semblables relations dont la source est dynamique. Ces effets se font sentir en général au commencement de la grossesse, quand l'état anatomique qu'elle entraîne est à son plus faible degré. Les autres sont d'autant plus considérables, que les organes ont été plus largement modifiés, c'est-à-dire à une époque voisine de l'accouchement. De là une conséquence rigoureuse : c'est que l'influence dynamique ne peut être expliquée par une modification de tissus. A quoi donc est elle due? Il est impossible de le concevoir, si l'on n'admet pas l'affection constitutionnelle. La puissance sympathique même de l'utérus est encore fort douteuse dès les premiers jours de l'imprégnation, puisque le mode vivant et affectif de la femme a changé, lors même que l'embryon n'est pas encore parvenu dans cet organe.

J'examinerai donc ce qui, dans la grossesse, est dynamique et anatomique. Pour le faire avec fruit, et pour me conformer à ce qu'indique la nature elle-même, je diviserai cette fonction en trois périodes, que j'appellerai la *première* de formation, la *seconde* d'accroissement, et la *troisième* de terminaison, ou pour mieux dire : la première commence à la conception, et finit avec le troisième mois; la seconde se termine à six mois ; la troisième a pour terme l'accouchement. A la fin du mon travail, il sera, je l'espère, démontré pour ceux à qui cette division pourrait paraître mal fondée, que la femme se présente à ces diverses périodes, sous un aspect spécial qu'il est bon et pratique de distinguer. Ces trois états constituent, par leur succession, le travail complet de la grossesse : il faut donc les connaître pour se faire une idée exacte de cette dernière.

PREMIÈRE PÉRIODE.

DE FORMATION.

> « *Primis diebus, ubi genitura in uteros illapsa*
> « *est, paucissimus sanguis a muliere in uteros-*
> « *venit, deinde copiosior. Si enim accervatim et*
> « *multus semel veniret, genitura spirationem habere*
> « *non posset, sed sanguine multo accedente suffo-*
> « *caretur.* »
>
> (Hippocrate de natura pueri, pag. 143, Vander-Linden).

PREMIÈRE PARTIE.

Il faut noter des impressions vives, actives, dont les effets, quoique assez marqués, n'ont cependant pas une allure bien dessinée, bien caractéristique. Ce sont des symptômes dont l'importance sémiotique est souvent facile à constater, parce qu'on peut les retrouver dans d'autres circonstances.

En second lieu, je fais observer que ces impressions sont plus ou moins sûrement suivies d'effets, et ceux-ci s'établissent différemment, suivant les modes de sentir qui sont spéciaux au sujet, et qui, dans les écoles se résument dans les idées de tempérament, de constitution, d'idiosyncrasie, modes de sentir que l'âge, l'habitude, les circonstances extérieures ont pu largement modifier.

Ainsi les femmes qui présentent le moins la mobilité et l'impressionnabilité caractéristiques de leur sexe, en qui l'organisme ne se meut que sous l'influence de provocations puissantes, demeurent à peu près impassibles, au milieu des circonstances nouvelles dans lesquelles la conception les a placées.

La grossesse est simplement pour elles une fonction de plus qui s'ajoute aux autres ; véritable facteur algébrique qui n'a que sa valeur intrinsèque, et qui ne change pas la valeur des autres facteurs à côté de qui il se place. Aussi on ne peut reconnaître sa présence que par des signes qui viennent directement de lui, l'état général de l'organisme n'étant pas changé.

Les femmes en qui l'équilibre normal de la vie ordinaire reste stable malgré des provocations dues à l'état de la conception, me semblent être principalement celles dont les sensations et les actions, sans cesse mises en jeu par des agents venus du dehors, se résolvent pour la plupart en fonctions mécaniques extérieures. Ici la vie mécanique domine ; or, cette vie consomme beaucoup et suscite des sympathies morbides. De là, emploi successif de toute activité surabondante et anormale, sans réactivité de la part des organes où cette activité se déverse, et en définitive, calme et impassibilité de tout organisme. Lorsqu'au contraire, par suite d'une vie inactive, les crises musculaires, si je puis parler ainsi, ne se font pas, les centres nerveux acquièrent une énergie prépondérante ; il y a alors sensibilité plus exquise, aptitude plus grande à percevoir, et de plus, faculté réactive et rayonnement sympathique bien autrement prononcé. Les femmes de travail, les femmes de la campagne sont de la première catégorie ; aussi la grossesse chez elles, surtout à l'époque dont je parle, se réalise-t-elle peu à l'extérieur, sous le point de vue affectif, constitutionnel.

Tout au contraire, chez les femmes dont l'occupation des doigts est à peu près la seule gymnastique, l'affection du système nerveux, en vertu de la grossesse, se prononce fortement, et souvent d'une manière morbide.

Je dois noter aussi que par suite de circonstances prépondérantes de tempérament, et d'idiosyncrasie qui neutralisent l'action *révulsive* des agents extérieurs, et des habitudes, il est dans les campagnes des grossesses dont le mode affectif se dessine immodérément, de même que dans les villes, ce mode affectif est plus d'une fois à peu près effacé, et les phénomènes locaux sont les seuls qui se fassent remarquer.

Ainsi, nous avons au commencement de toute grossesse, un travail général spécifique qui, ostensiblement du moins, paraît quelquefois concentré en entier dans l'utérus, et dont le résultat est l'établissement d'un nouvel organisme propre à vivre plus tard d'une vie indépendante. Le plus souvent ce n'est pas seulement dans cette scène circonscrite que ce travail fait ressentir ses effets; il influence le reste de l'organisme, qui en éprouve des changements plus ou moins marqués.

Ces changements sont très variés. Voici les principaux qui ont été notés :

Les fonctions intellectuelles présentent quelque chose d'insolite qui ne se faisait pas remarquer auparavant; la femme est d'une très grande susceptibilité, elle a une tendance à la mélancolie, à la tristesse; elle verse des larmes pour le moindre sujet; souvent elle cherche l'isolement, elle a des caprices, des désirs bizarres. En même temps la figure est souvent pâle; les yeux languissants et sont entourés d'un cercle bleuâtre; le cou, quelquefois se gonfle légèrement, mais ce mouvement de turgescence est bien plus marqué dans les seins dont les mamelons se colorent en brun foncé, leurs auréoles s'élargissent et acquièrent de plus en plus la même nuance; la femme y éprouve des titillations fréquentes. Des coliques légères se font sentir du côté de l'hypogastre, le flux menstruel se supprime ; cette suppression, quoique n'étant pas toujours constante, est néanmoins de tous les changements survenus, celui qui est le plus significatif, c'est lui qui transforme ordinairement le soupçon en certitude, et qui révèle la véritable cause des phénomènes anormaux qui sont survenus. Dans les premiers jours de la grossesse, rien de bien appréciable ne peut apparaître du côté de l'utérus. On a bien parlé d'une espèce d'aplatissement de resserrement du ventre, d'un abaissement sensible du col qui se rapproche un peu de la vulve en s'avançant vers la symphyse pubienne; mais ces signes, en supposant qu'ils fussent certains, ne pourraient avoir de valeur que tout autant qu'on aurait examiné attentivement la femme avant la conception, et qu'il serait permis de constater, par la comparaison en quoi ces changements consistent réellement, comparaison, qui le plus souvent ne peut se faire.

Telle est la description abrégée des phénomènes dont la femme est le théâtre au commencement de la grossesse. Je vais examiner ce qu'ils deviennent lorsqu'ils sont vicieusement exagérés, alors il me sera plus aisé d'en faire la théorie physiologico-pathologique et de constater, ce qui est le but de mon travail, quelles sont les tendances vitales, quel est le mode d'être de la femme enceinte.

Je constate d'abord une sensibilité exagérée. La femme n'apprécie pas aussi bien le rapport des choses et des idées, les jugements sont moins surs, l'activité de son cerveau ne permet pas le calme et la lenteur nécessaire à la réflexion. La succession rapide des modifications intellectuelles est portée quelquefois jusqu'à l'aliénation. Les auteurs citent des femmes dont le commencement de toute grossesse était annoncé par l'apparition de cette dernière maladie.

Dans quelques cas, l'exaltation, qui se portait rapidement sur une foule d'objets, se concentre sur un seul avec une ténacité vraiment morbide, ce sont des envies de manger des choses bizarres, de faire du mal, des haines sans motif dont l'objet est un être chéri ; et, chose singulière qui n'étonnera pas ceux qui sont versés dans l'étude des aliénations mentales de ce genre, la femme conserve assez de jugement pour reconnaître ce qu'il y a de ridicule, de criminel dans ces passions nouvelles, mais n'ayant pas la force d'y résister, elle y succombe.

L'impulsion portée vers le centre nerveux, par l'état de grossesse, ne donne pas lieu à des phénomènes de réaction seulement intellectuels ou affectifs; il arrive, et ce n'est pas rare, que le désordre de l'innervation annonce que cette fonction est surtout lésée dans ses rapports avec les autres organes.

Cette irrégularité paraît être quelquefois un arrêt subit, une éclipse passagère de l'action nerveuse, et alors on observe des syncopes. Il n'y en a qu'une, ou bien elles se succèdent à des intervalles plus ou moins éloignés. Mais ordinairement la tendance à la syncope diminue rapidement, de sorte qu'il n'y a pas ici de craintes à concevoir.

La forme convulsive par laquelle se révèle la viciation de l'action nerveuse a des conséquences bien plus à redouter.

Un mot d'abord sur les femmes qui, avant la conception, étaient atteintes de maladies de ce genre, qui sont, dans la plupart des cas, l'hystérie, l'épilepsie. Voici ce que l'on peut observer alors : une femme sujette à des attaques d'hystérie ou d'épilepsie, et qui devient enceinte, peut guérir momentanément ou radicalement, si le nouveau travail absorbe les forces organiques au point d'empêcher le développement simultané des phénomènes constitutifs de ces maladies. Si cependant une cause externe ou interne fortement provocatrice de l'épilepsie ou de l'hystérie, fait sentir son action, l'équilibre n'est pas possible, la disposition épileptique ou hystérique n'est pas suffisamment neutralisée, et l'accès éclate d'autant plus énergiquement qu'il a eu des sollicitations contraires à surmonter, et les effets fâcheux qui s'ensuivent peuvent être dus : 1° à la violence inusitée de l'accès; 2° à son influence sur le travail fœto-maternel; 3° à l'impression qu'il fait sur l'organisme, impression qui sera d'autant plus forte que l'habitude des mouvements convulsifs sera nulle ou plus ou moins effacée. Aussi le praticien devra-t-il surveiller avec soin les femmes enceintes qui ont cessé d'être épileptiques ou hystériques à l'époque de l'imprégnation, telle est là pratique de Monsieur le professeur Paul Dubois, et souvent dans ses visites à la clynique d'accouchements, j'ai pu observer ce que j'avance ici. Au contraire, quand la conception et le travail plastique subséquent n'auront pas été puissants pour neutraliser la disposition morbide, celle-ci s'exerce avec plus de régularité dans des circonstances moins insolites. De là, moins de fâcheux effets pour la mère et pour l'enfant; et quand, chez ces personnes, le travail de la parturition arrive, celui-ci ayant une énergie autrement intense que celui de la grossesse, et exigeant l'emploi de forces plus considérables et de mouvements plus rapides, constituant, en un mot, une véritable affection aiguë, il n'est pas surprenant, si rien de morbide ne survient d'ailleurs, que la disposition épileptique ou hystérique soit alors passagèrement impuissante, et que l'accouchement se fasse sans accident.

C'est ainsi qu'on peut se rendre compte des faits suivants constatés par les auteurs. Des attaques d'hystérie, d'épilepsie, de catalepsie, de tétanos, peuvent éclater par le fait seul de la grossesse, ou bien à la suite d'une frayeur, de l'impression vive du froid, etc., etc. Alors la mort du fœtus est presque toujours la suite ou des attaques, ou de la cause même qui les produit. La mère court aussi de grands dangers.

Des attaques d'hystérie ou d'épilepsie, existant avant la grossesse, peuvent se prolonger pendant le cours de celle-ci, quoique souvent aussi ces attaques se trouvent alors suspendues. Quelque violents que soient ces accès, le plus souvent ils ne portent pas une atteinte funeste à la vie du fœtus; souvent même ils paraissent n'avoir aucune influence sur sa santé, et son développement et le travail de l'accouchement, loin d'exciter le renouvellement des accès, semble s'y opposer.

Les convulsions reparaissent principalement ou se montrent pour la première fois pendant le travail de l'accouchement (1). Quelle que soit la valeur que l'on accorde à l'interprétation explicative de ces données par l'observation, il n'en faut pas moins savoir quels sont les événements possibles, probables, et prévoir les conséquences afin de les prévenir, si on le peut.

La femme enceinte présente donc, et ceci est un fait généralement observé, une susceptibilité particulière pour les ébranlements nerveux. Cet état fait naître une disposition convulsive, dont la plus grave est l'éclampsie ou l'épilepsie. Il n'est pas rare de rencontrer des épilepsies dont l'origine remonte à une émotion vive, à une frayeur éprouvée durant la grossesse, lors même qu'aucun phénomène organique remarquable n'aura été provoqué.

La structure délicate et imminemment impressionnable de l'embryon explique pourquoi il a ressenti profondément et d'une manière durable une influence morbide qui n'a fait que glisser, et passer inaperçue sur l'organisme plus ferme et plus aguerri de la mère. Mais les conséquences

(1) Désormeaux, art. éclampsie du *Dict. de Méd.*, 2me édition.

de l'action irrégulière des centres nerveux ne sont pas toujours aussi graves. Elle peut donner lieu à des maladies dont le retentissement est moins funeste.

Mauriceau raconte, qu'une femme, grosse de huit mois, à qui on annonça subitement la mort de son mari qui venait d'être assassiné, fut saisie d'un grand tremblement au milieu duquel elle accoucha prématurément. L'enfant, bien constitué, et qui a fourni une longue carrière, conserva, toute sa vie, un perpétuel tremblement des mains, semblable, ainsi que le rapporte Mauriceau, à celui qu'avait sa mère au moment où elle le mit au monde.

Le plus souvent, des névroses qui tourmentent la femme enceinte, quoique très opiniâtres et la fatiguant beaucoup, se bornent à de simples incommodités auxquelles le fœtus semble complètement étranger.

Ces incommodités, que tout le monde connaît, s'observent principalement à l'époque dont je m'occupe actuellement, c'est-à-dire à la période de formation. Elles s'établissent même sans provocation préalable, si ce n'est celle qui est due au travail, qui s'opère du côté des organes générateurs. Elles cessent ordinairement vers la fin de la période de formation, soit parce que l'organisme s'est habitué aux nouvelles impressions auxquelles la formation du fœtus donne lieu, mais plutôt parce qu'une disposition contraire tend à s'établir alors et se constitue elle-même d'une manière marquée, ainsi que je le dirai tout à l'heure. Cette dernière circonstance est d'autant plus digne d'attention, que le vice des actions nerveuses fait, dans la plupart des cas, sentir des effets plus marqués du côté des fonctions assimilatrices, dont il semblerait que le jeu régulier dût être nécessaire pour l'alimentation du produit de la conception.

La femme éprouve une diminution dans son appétit, un dégoût à-peu-près général. Les substances sur lesquelles porte l'exception sont souvent de mauvais aliments, des corps inerts ou nuisibles. Les glandes parotides et buccales sécrètent une quantité plus grande des fluides dont l'expectoration est fatiguante, et M. Paul Dubois nous a dit, dans ses leçons, avoir observé une dame qui est arrivée à sécréter jusqu'à un litre de salive par jour.

Les digestions se font mal, et cependant les repas ne sont pas copieux, car l'estomac est bien vite satisfait; des nausées, des vomissements surviennent, surtout à jeun. Dans quelques cas, dit M. Dubois, c'est une diarrhée dont la violence et l'opiniâtreté font craindre l'avortement, etc., etc., et cependant, malgré ces scènes tumultueuses, dans lesquelles on ne peut s'empêcher de craindre que les sucs alibiles ne parviennent pas en suffisante quantité jusqu'à l'enfant, celui-ci se développe parfaitement, et poursuit paisiblement son mouvement de croissance au milieu des orages. Tous les observateurs ont pu remarquer sans doute, que, fréquemment le fruit d'une grossesse très tourmentée ne laisse rien à désirer, tandis que le contraire a quelquefois lieu pour les enfants issus de femmes chez qui tout paraît s'être passé très régulièrement.

Ces dérangements dans l'acte digestif sont-ils dus, comme je l'ai fait pressentir, à un désordre de l'innervation? Plusieurs auteurs pensent le contraire, et les attribuent à la compression de l'estomac, par suite de l'ampleur que prend la matrice. Cette opinion est erronée; et d'abord ces dérangements surviennent de préférence quand le développement est nul ou peu marqué, et ils ont disparu lorsque ce développement, devenu considérable, gêne réellement tous les organes épigastriques et particulièrement l'estomac. Rien de mécanique ne peut donc être invoqué à cet égard, du moins pour la première période; et cependant c'est cette erreur qui me paraît entretenir l'idée si généralement répandue que ces incommodités, dues à des causes *nécessaires*, sont au-dessus des moyens de l'art. Trop souvent on a peu de pitié pour ces maladies, qu'en Italie, et à Naples particulièrement, on appelle maladies de *neuf mois*. Sous le prétexte de leur inocuité, qui, dans certains cas, est loin d'être démontrée, on abandonne à elle-même, on oublie dans une situation au moins pénible, des femmes, qui, par leur état, devraient exciter notre intérêt au plus haut degré.

C'est faute d'avoir réfléchi à ce qui se passe dans l'organisme de la femme enceinte durant la première période, qu'on néglige d'en combattre les accidents. Si l'on observait attentivement, qu'on suivît la filiation des phénomènes et leur enchaînement respectif, on verrait que la cause principale de ce qui arrive est une susceptibilité des centres nerveux à s'affecter à la moindre provocation. Cette susceptibilité s'observe dans tous les modes vivants de l'organisme de la femme; mais le plus souvent c'est du côté de l'appareil digestif qu'elle produit ses effets. L'origine, la marche, l'allure, les modes de terminaison, les conséquences des indispositions ou des maladies que ce genre de susceptibilité entraîne, tout prouve la vérité de mon assertion. La première période de la grossesse est donc marquée par un orgasme essentiellement nerveux. Et, chose digne de l'attention du physiologiste particulièrement, c'est encore un orgasme nerveux, qui me paraît dominer alors dans l'embryon lui-même. Chez ce dernier, les puissances dynamiques l'emportent sensiblement sur les puissances vasculaires qui dominent plus tard. Qu'est-il, si ce n'est une réunion de globules plastico-vivants, qui doivent prendre bientôt un arrangement, des formes arrêtées, s'organiser, se fortifier sous l'influence d'une circulation régulière. Le *nisus formativus* s'exerce alors pour ainsi dire, d'emblée, sans l'auxiliaire de canaux, de viscères, etc., etc. Tout est vital, ou du moins, l'action Physico-anatomique est inappréciable; aussi est-ce alors principalement à cette époque de formation primordiale que se font sentir les causes capables d'influencer la constitution anatomique et vitale du fœtus. C'est ce qui explique pourquoi l'origine des monstruosités remonte le plus souvent à cette époque de la grossesse. Ces monstruosités ne me semblent être qu'une erreur dans la trame première, que l'évolution subséquente ne peut corriger, ou corrige mal. Il y a tout lieu de croire que c'est encore à cette époque que se communiquent à l'enfant les vices constitutionnels qui lui viennent de ses parents, par hérédité. Enfin, il est d'observations communes que les causes externes qui agissent sur la femme, et qui sont susceptibles de modifier l'organisme du fœtus d'une manière durable et énergique, sont plus sûrement alors suivis de leurs effets. Aussi est-ce plutôt dans les premiers jours, dans les premiers mois de la grossesse, qu'on doit redouter de donner à l'enfant des vices génitaux, des diathèses, comme dans la période suivante, ce sera l'avortement qu'on devra craindre le plus.

Cette simultanéité d'orgasme nerveux qui, aux premiers temps de la grossesse, s'établit entre la mère et son fruit, est dans le plan de la nature. La sûreté, la régularité du travail formateur exige que plusieurs forces de même nature convergent vers le même point. Il y a alors coopération, association synergique de deux êtres, et l'embryon est le résultat de l'action nerveuse qui lui est propre, depuis son animation par l'imprégnation, et de celle de la mère qui se modifie dans ce sens.

La susceptibilité nerveuse de la femme enceinte, dans le commencement de la grossesse, s'explique donc facilement; et bien plus, n'y aurait-il pas quelque danger, si l'action vasculaire, assimilatrice qui doit dominer plus tard, s'exerçait dans toute sa vigueur à l'époque où les premiers linéaments de l'embryon sont à peine formés. Malgré les routes déliées et tortueuses des vaisseaux placentaires, l'impulsion et la présence d'un suc encore trop grossier pour une organisation naissante, ne pourraient elles pas nuire à cette dernière? Que lui faut-il si ce n'est un aliment dynamique, un aliment nerveux. Plus tard les organes se développent, les fibres se fortifient, la pulpe vivante est plus à l'abri, et la nourriture pourra être non seulement sans danger, mais avec profit, d'origine éminemment vasculaire, c'est-à-dire plus substantielle.

De tout ce qui précède, je crois pouvoir tirer les corollaires suivant pour ce qui concerne la période de la grossesse, que j'ai appelée de formation.

1° Ce qui domine dans la femme enceinte est une exaltation de l'action nerveuse, conforme aux vues de la nature, qui s'occupe alors exclusivement de la formation des premiers traits d'un être nouveau ;

2° Cette action nerveuse s'établissant d'une manière irrégulière, ou bien s'exerçant vicieusement par l'effet des causes internes, ou externes, il pourra en résulter de fâcheux résultats pour la mère et l'enfant ;

3° Ces résultats fâcheux varieront suivant les circonstances, depuis un simple malaise jusqu'à la mort de l'un et de l'autre.

Ceci étant posé, les règles pratiques découlent d'ellesmêmes.

Tant que cette exaltation reste dans de justes bornes, le bien-être de la mère et de l'enfant en est la conséquence; il faut la respecter, car elle neutralise l'action vasculaire, qui, à cette époque, serait nuisible. Devient-elle morbide, il faut la surveiller, la corriger, la combattre. De là les prescriptions hygiéniques et thérapeutique suivantes. Accordez à la femme ce qu'elle demande; satisfaites ses caprices mêmes, s'ils sont innocents. Mais soyez inflexibles pour les caprices dont la satisfaction pourrait être nuisible.

Il arrive souvent que des femmes enceintes sont convaincues qu'elles ne pourraient pas manger, et cependant, mises à l'épreuve, elles retrouvent leur appétit. Exercice surtout après les repas. On a ordonné trop facilement le repos absolu à une femme enceinte chez laquelle quelques incommodités annoncent le commencement d'une grossesse, surtout lors d'une imprégnation; l'avortement est toujours devant les yeux de l'accoucheur. A mon avis, c'est bien à tort dans beaucoup de cas. La vie de concentration et d'étude de soi-même qu'entraîne une semblable prescription, augmente vicieusement l'orgasme nerveux qui existe déjà, et aggrave les incommodités que l'on désire guérir. Bien plus, elle prédispose à l'avortement lui-même, qui, dans un organisme devenu éminemment impressionnable et presque convulsif, pourra être provoqué par la première cause tant soit peu énergique. Tout au contraire, une vie active, d'occupations, de distractions, régularise les actions vitales, dissipe les spasmes, et assure le libre jeu des organes, et nous vérifions tous les jours, que la femme qui a coutume de travailler et à Paris surtout où l'ouvrière est obligée de gagner sa vie journalière, se porte mieux durant la grossesse, et accouche plus facilement que celle qui mène une vie sédentaire. Comme aussi je suis convaincu que l'exercice, convenablement ménagé, est le spécifique des incommodités qui assiégent les femmes au commencement de la grossesse.

SECONDE PÉRIODE.

—

D'ACCROISSEMENT.

—

« *Cùm verò spiratio amplior redditur, magis*
« *sanguinem trahit, et uberior is in uterum*
« *descendit.* »

Hippocrate, de natura pueri, Pag. 137,
ed. Vander-Linden.

L'époque de la vie embryonnaire est terminée, le fœtus existe, la trame plastique a pris une forme humaine, le squelette musculo-nerveux est constitué ; que lui manque-t-il maintenant, si ce n'est une existence plus matérielle, harmonisée avec les agents au milieu desquels il doit vivre, qui le mette à même d'utiliser le *pabulum vitæ* qu'il doit y puiser, et de résister aux attaques malfaisantes qu'il pourra y rencontrer ? Pour cela, il faut des organes à texture solide, des muscles, des parenchymes, ect. De là une autre série de fonctions qui exigent, de la part de la mère des influences nouvelles, et des secours d'un genre différent; de ce moment, l'organisation maternelle se modifie pour l'accomplissement de ce qui reste à faire pour atteindre ce but, elle s'associe avec l'organisation du fœtus. De là des tendances physiologiques qui, par leur exagération, leur viciation, peuvent rompre l'équilibre, et amener des dispositions morbides, importantes, à connaître.

Quelques mots ici sur une question qui intéresse à la

fois la pratique et la théorie, et dont la solution s'applique à toutes les périodes de la grossesse.

On affecte de dire, on répète, et on imprime toujours, que la femme enceinte appartient en entier au physiologiste, et que son état n'est, ni de près ni de loin, un état pathologique. Cette assertion est consolante pour les femmes enceintes, et l'on aurait tort de leur tenir un autre langage. Mais trop absolue, et en matière de science, elle constitue une erreur qui repose sur une autre plus grave, et assez généralement admise, la séparation complète de la physiologie et de la pathologie. Je doute que cette séparation soit possible chez les animaux; mais dans l'homme, être éminemment impressionnable et passionné au mode vital, comme au mode moral, cette opinion me paraît inadmissible et d'une haute portée : je ne peux pas ni ne veux le traiter ici; je n'admettrai que ce qui se rapportera spécialement à mon sujet.

Aristote avait dit que, par suite du mauvais usage que les femmes font des choses de la vie, elles n'avaient plus leur santé à dater de l'imprégnation; tandis que les femelles des animaux se portent toujours bien quand elles sont pleines.

Boerrhave considérait la grossesse comme une maladie.

Sauvages l'a placée en cette qualité dans sa nosologie, et lui a attribué un traitement particulier.

Mauriceau a dit plus justement (1) ce me semble, que la femme grosse est un état *neutre* qu'il s'agit de bien gouverner.

Telle est l'opinion que j'adopte.

Je dis donc qu'une femme enceinte, quelque heureuse que soit la grossesse, est dans des conditions de santé moins favorables qu'auparavant. Que sera-ce quand il y

(1) *Traité des maladies des Femmes grosses*, éd. de 1712.

aura des incommodités plus ou moins pénibles, et des imminences morbides bien marquées? Je reconnais des exceptions apparentes à cette loi, et je sais qu'il y a des femmes à constitution maladive, qui ne souffrent plus, ou souffrent peu sitôt qu'elles sont enceintes. Mais cet état de mieux-être n'est que relatif, et n'existe que par comparaison de ce qui se passait précédemment : c'est un état physiologico-morbide qui s'est substitué à un autre, et qui, pour le sujet, vaut mieux que le premier. Je sais aussi, et j'ai dit plus haut que la grossesse mettait à l'abri de certaines causes pathologiques. Mais en définitive, et en considérant la chose en elle-même, il y a moins de chances de vie et de santé pour la femme enceinte que pour celle qui ne l'est pas.

Et en effet, plus l'équilibre organique se complique, plus il exige de forces et d'action diverses, plus il sera facile à rompre, plus par conséquent la maladie sera proche. Or, pour la femme enceinte, il y a plus que complication, il y a deux équilibres exigeant leurs forces extrinsèques et leur réunion harmonique.

D'une part, un être nouveau qui essaie la vie, et qui le fait avec une force interne de développement, mais nuisible quelquefois à la santé, à la régularité des actes organiques ; de l'autre, un état nouveau, qui réveille des sensibilités latentes, élève certains viscères à une puissance organique plus grande, et multiplie les causes morbides pour ces derniers, comme pour le reste du corps. La femme est donc menacée.

1° Par l'action des choses devant qui, par le fait seul de la grossesse, elle est plus désarmée ;

2° Par les maladies de son fruit, auxquelles elle ne peut rester toujours étrangère ;

3° Par les difficultés inséparables de l'union intime et synergique de deux organismes qui, sous beaucoup de rapports, restent indépendants. Il doit en résulter pour elle une série d'infirmités, de maux et de causes de mort qui doivent donner à penser aux partisans de l'opinion absolue que je cherche à combattre.

Ce défaut d'harmonie entre l'action fœtale et l'action maternelle pourrait servir à interpréter plusieurs faits inexplicables sans lui. C'est ainsi que plusieurs cas de stérilité, dans des femmes d'une structure organique irréprochable, à qui rien ne manque du côté des conditions favorables à l'imprégnation, peuvent avoir lieu suivant moi par suite de cette difficulté d'harmonisation entre la femme et l'ovule. N'est-il pas possible que celui-ci ait été fécondé, mais la modification nerveuse dont je parle avant ne s'est pas établie dans les bornes voulues, et l'embryon, livré à ses propres forces, incapable de se développer, s'échappe inaperçu. Ne peut-on pas se rendre compte, à l'aide de cette théorie, des avortements qui, contrairement à la règle générale, arrivent dans les premiers jours de la grossesse et que les anciens appelaient... *effluxion?* Enfin, suivant que la modification constitutionnelle de la femme qui doit fonctionner en même temps que son fruit sera nulle, faible ou trop forte, la véritable grossesse sera impossible, orageuse et difficile à mener à bonne fin. J'ai étudié les causes morbides qui dépendent de l'irrégularité de l'action maternelle dans la première période que j'ai dit être nerveuse. Je vais actuellement m'occuper de la modification qui se substitue à la première pour satisfaire aux nouveaux besoins de l'enfant, et je l'étudierai dans son état normal et dans ses écarts.

Pour l'ordinaire, malgré quelques exceptions dont une constitution nerveuse, et certaines circonstances extérieures rendent assez bien raison, l'appareil de symptômes qui dominait dans la première période s'efface peu à peu et disparaît vers la fin du troisième mois, pour faire place à une autre série de phénomènes.

La pâleur de la face est moins prononcée, une teinte plus animée s'y fait remarquer, diverses colorations qui souvent s'établissent au visage, au cou, au-devant de la poitrine, etc., pâlissent et disparaissent. Il survient des efflorescences, des boutons suppurants, etc., tous phénomènes indiquant une suractivité dans la circulation capillaire. Les yeux ne sont plus enfoncés; le cercle bleuâtre qui les cernait diminue; le pouls prend de la force et de l'ampleur.

En même temps que le fardeau utérin accroît rapidement, la femme se sent plus légère, car ses forces sont moins languissantes et ses membres plus dispos. Des idées plus gaies chassent la mélancolie du premier temps; les nausées, les vomissements s'arrêtent, l'appétit se réveille, les fonctions assimilatrices se régularisent.

L'utérus s'accroît dans tous les sens, il s'élève dans le bas ventre, et pousse en avant les parois abdominales, ces vaisseaux deviennent gros, flexueux et se multiplient d'une manière remarquable. De son côté, le fœtus est le siége d'un mouvement excentrique rapide. Au commencement du troisième mois, il est long de cinq à six pouces, et il pèse de deux onces à deux et demie, et là où on ne voyait qu'une masse à peu près informe de matière plastique, on trouve à présent des départements bien séparés, des nerfs, des chairs, des vaisseaux, des parenchymes. A la fin de cette période, le fœtus est constitué dans les parties essentielles. Nous verrons ce qui se passera plus tard.

Par la rapidité de l'évolution et par la nature des tissus formés, ceci est une époque d'accroissement par excellence.

Elle ne peut avoir lieu qu'à l'aide d'une fluxion spécialement sanguine dont le terme est l'utérus et son contenu. Cette fluxion se reconnaît par le fait anatomique et par ses conséquences. Le sang apporte aux os leur matière calcaire, aux muscles leur fibrine, aux membranes et aux liquides leur albumine; il s'insinue dans les tissus, se revêt de parois, et forme le lacis capillaire qui font la base des parenchymes. Tout est rouge, injecté, transformé, pour ainsi dire en un tissus érectile où la *chair coulante* circule à l'aide de larges communications. Aussi les médecins inexpérimentés, qui examinent le cadavre d'un fœtus parvenu à la fin de cette période, veulent-ils y reconnaître sans cesse des engorgements inflammatoires, dont ils croient surtout trouver les traces évidentes dans toute la largeur de la muqueuse digestive, dans le foie, etc., etc. Les phénomènes ne sont donc plus mystérieux comme auparavant, les canaux vasculaires sont évidemment la route qui suit la substance formatrice qui doit s'appliquer au fœtus. Dans les premiers temps, au contraire, les vaisseaux non seulement étaient rares, mais encore la circulation était intervertie, au point que les veines apparues les premières l'emportaient de beaucoup sur les artères. Actuellement le système afférent s'établit complètement, et fonctionne avec énergie.De tout ce qui a lieu dans la sphère fœtale, et dans la sphère maternelle, il est ce me semble permis de conclure qu'une surexcitation vasculaire est survenue, et qu'elle s'accompagne d'une fluxion active. Voilà qui explique les modifications nouvelles. Est-ce en vertu de l'action exagérée du système utérin, profondément débilitée par des hémorrhagies, des maladies chroniques, la chlorose, etc.? Assez souvent la révolution dont je viens de parler ne s'opère pas de manière à se dessiner à l'extérieur en traits bien prononcés, et néanmoins tout va bien. Que de femmes qui, loin d'être pléthoriques, semblaient être dans des conditions opposées, et qui cependant ont donné le jour à des enfants parfaitement portants et bien constitués. Il semble que l'incubation dont ces femmes étaient éminemment susceptibles a suffi pour mettre l'embryon en bon chemin. L'activité propre à ce dernier a fait le reste, en suppléant à ce qui pouvait manquer du côté de la mère.

Des praticiens exercés prétendent que le fœtus devient plus indépendant, n'a plus autant besoin de cette fusion d'existence qui le rendait un être passif, à mesure qu'il s'accroît et que des changements analogues se produisent dans la mère, Ce n'est point mon opinion; je crois plutôt que le contraire a lieu. Ce phénomène, aussi remarquable par sa généralité et ses résultats, ne reconnaît pas une cause locale comme celle qu'on invoque. J'admettais tout à l'heure une association d'action nerveuse qui s'établissait entre la mère et l'embryon. De même tout indique ici une association semblable, mais vasculaire. Du développement normal et de la bonne santé de la mère dépendent alors l'association légitime de ces organes vasculaires. Si tout reste dans les limites voulues, la femme et son produit passeront sans obstacle à la troisième période, si non il y aura conditions morbides.

L'organisme vasculaire maternel peut rester au-dessous de ces limites ou les dépasser.

Le premier cas est rare, à moins qu'il ne s'agisse des femmes fortes. La séparation de la mère avec l'enfant qui était impossible dès le premier temps de la grossesse, se prépare peu à peu; les liens qui l'unissent se relâchent insensiblement jusqu'au moment de la parturition, ou ils rompent tout-à-fait au point que le fœtus est devenu un corps étranger.

L'orgasme vasculaire maternel pèche donc rarement par défaut; ce n'est pas de ce côté que la santé de la femme est menacée.

Voici maintenant ce qui peut arriver, et qui arrive en

effet dans beaucoup de cas. La suractivité vasculaire, augmentée par le travail utéro-fœtal, favorisée par un emploi plus abondant d'aliments et de meilleures digestions, donne quelquefois plus de produits, que le fœtus ne peut consommer. De ce défaut d'harmonie, naît la pléthore, et ses conséquences, qui sont : les *congestions*, les *hémorrhagies*, les *inflammations*.

La *pléthore* se distingue par ses symptômes connus, qui ne sont que l'exagération de ceux qui ont été exposés plus haut.

1° Les *congestions* expliquent ces lourdeurs de tête, ces céphalalgies, ces embarras de pensée, dont plusieurs femmes se plaignent à cette époque de la grossesse. Il survient aussi, et pour la même cause, des difficultés de respirer, des palpitations, des pesanteurs dans les lombes, etc., qui sont quelquefois le prélude d'hémorrhagies, d'inflammations. Il est très essentiel de reconnaître que l'économie est ainsi menacée, et pour cela, il faut avoir beaucoup d'attention et de surveillance ; et cela est d'autant plus nécessaire qu'assez souvent les signes d'un orgasme vasculaire exagéré manquent tout-à-fait ; et, si on attendait, par exemple, l'apparition de cette physionomie vultueuse, sanguine, compagne ordinaire de la pléthore, pour diagnostiquer cette dernière, et se comporter en conséquence, on risquerait d'arriver trop tard.

Il y a des femmes qui n'ont rien de pléthorique dans l'aspect, et à qui, comme on dit, le sang fait la guerre. Aussi faut-il interroger toutes les fonctions, les urines, le pouls, etc. ; analyser, comparer, procéder par exclusion. Souvent les précédents, l'expérience peuvent seuls instruire l'accoucheur. Que de fois ce n'a été qu'à la seconde, la troisième grossesse que l'on a porté un bon diagnostic, et que l'on a pu s'opposer à des accidents, dont du reste, rien ne faisait soupçonner l'invasion prochaine. Je possède des exemples bien remarquables de femmes qui ne présentaient rien d'anormal, et qui cependant, n'ont amené leurs enfants à terme que lorsqu'on les soumettait à des saignées et un régime sévère.

2° Les *hémorrhagies*, chez la femme enceinte parvenue à la période dont je parle, sont des accidents assez communs. Si la nature les dirigeait vers des parties capables de supporter impunément ce travail excréteur, le soulagement en serait l'effet immédiat; mais il n'en est pas toujours ainsi. Le cerveau, qui a beaucoup souffert et agi pendant la première période, est malheureusement quelquefois le terme du *molimen hémorrhagicum* : de là, des apoplexies. Mais ordinairement l'écoulement a lieu à côté des organes génitaux, et produit des décollements du placenta, des épanchements, des caillots de sang dans l'utérus, des altérations dans la forme encore délicate du fœtus, tous phénomènes qui, dans bien des cas, rendent l'avortement nécessaire.

L'avortement par fluxion active est l'accident le plus redoutable; il a lieu surtout aux temps correspondans aux époques menstruelles, et entre le trosième, et le quatrième mois. Que de causes peuvent le provoquer! Accroissement rapide du fœtus exagéré par rapport à celui de la matrice; premier essai de ses forces musculaires; mouvements de totalité; secousses plus ou moins énergiques, qui remplacent l'état de torpeur qui carac'érise l'époque de *formation*; enfin disposition pléthorique bien plus prononcée qu'auparavant, surtout dans la sphère génitale de la mère.

Quelquefois la fluxion vasculaire morbide porte sur la partie séreuse du sang, et il en résulte de véritables hémorrhagies sérieuses, toujours incommodes, et souvent funestes à la mère et à l'enfant. Le plus souvent aussi, la cavité de l'amnios est le siége dépanchement; d'autres fois il a lieu entre le chorion et la partie utérine.

Puzos admet la possibilité entre le chorion et l'amnios.

Baudeloque n'admet que l'hydropisie. Les faits de ce genre sont assez communs dans les auteurs de nos jours. D'autres hydropisies, du genre de celles que l'on appelle actives, peuvent se manifester à cette époque de la grossesse, on en a vu dans le cerveau, dans la poitrine, dans le péritoine ; dans des cas moins graves, et ce sont les plus fréquents, elles affectent les membres.

3° *Inflammations.* D'après ce qui précède, on jugera sans peine, qu'entre le troisième et le sixième mois, la femme est le plus disposée à l'inflammation. C'est ce qu'indique le raisonnement ; c'est aussi ce que démontrent les faits. Les phlegmasies auxquelles prédispose l'orgasme vasculaire dont j'ai souvent parlé, éclatent du côté où, par l'effet des causes internes ou externes, le travail inflammatoire est plus énergiquement attiré. Ce sont souvent les phlegmasies des organes thoraciques, préparées de loin par les embarras circulatoires dont les poumons ont été le siége et que la dyspnée, la toux révélaient suffisamment. L'exposition subite à une température basse, à un vent froid en est la cause occasionelle la plus fréquente.

La matrice, le péritoine, etc., s'enflamment aussi, ce qui est peut-être plus dangereux pour la mère, et surtout pour l'enfant. Des coups, des chutes, des blessures, décident ces graves maladies, qui favorise singulièrement la congestion qui s'opère de ce côté.

Or, l'accoucheur prescrira l'éloignement de tout ce qui pourra stimuler fortement ou amener des ébranlements nerveux. L'exercice ne convient plus autant ; il devra être modéré. On évitera avec soin les marches forcées, le saut, le bal surtout. Le calme et la sécurité seront entretenus soigneusement dans le moral ; car il faudra, autant que possible, et par les autres moyens appropriés, empêcher la complication nerveuse, et pléthorique qui se remarque chez les femmes dont la disposition aux névroses est très prononcée.

Quand, enfin, la maladie se réalisera, *congestion*, *hémorrhagie*, *hydropisie active*, *inflammation*, *avortement*, il faut agir alors énergiquement suivant les cas, et n'oubliez pas qu'il y a deux santés à conserver, deux existences à sauver.

TROISIÈME PÉRIODE.

DE TERMINAISON.

> « *Humidum ad humidum et unum quod que*
> « *in proprium regionem abit... Tendunt enim*
> « *et in mammas et in uteros venulæ hæ, et*
> « *consimiles aliæ. Et ubi pervenerit in uteros*
> « *de lacte, puer ipso paululùm fruitur.*
>
> Hippocrate, de natura pueri, pag. 133. éd. Vander-Linden.

C'est ainsi que je nomme cette période, parce que, sous le point de vue de mon sujet, les phénomènes préparateurs et précurseurs de l'accouchement en sont les plus caractéristiques. Du reste, du côté de la mère, il y a acquis son organisation définitive, en ce sens, qu'il n'y a plus rien d'essentiel à créer pour lui. Le reste de la grossesse est un temps de perfectionnement. Alors il se fortifie, il devient plus en plus apte à commencer la vie du dehors. Aussi peut-il sortir vivant, et même se conserver tel. On sait que l'époque légale de la viabilité de l'enfant commence à six mois, ce qui est le commencement de la période par où je terminerai mon travail.

Suivant le plan que j'ai adopté, je m'occuperai principalement de ce qui regarde la mère.

Les sucs rouges abondaient dans celle-ci et dans le fœtus; cela était nécessaire pour le développement essentiellement vasculaire, et parenchymateux qui se faisait.

Maintenant ce sont les sucs blancs qui dominent, et nous retrouverons encore le même accord entre le travail organique de la mère et celui de l'enfant, quoique cet accord continue à devenir de moins en moins intime dans la corrélation. Tandis que dans le fœtus les parties gélatineuses se forment, se complètent, et surtout le tégument externe qui se recouvre d'un enduit sébacé; que les organes auxiliaires, ongles, cheveux, etc., s'ajoutent aux organes essentiels; que la graisse apparaît pour la première fois; que le tissu cellulaire, en s'amassant à la surface, et dans les intestins, donne de la grâce et de la rondeur aux formes jusque-là rudes et anguleuses, etc., etc.; la mère subit des modifications analogues. A la pléthore rouge, succède la pléthore blanche, et celle-ci a une triple utilité :

1° Elle fournit au fœtus les éléments nouveaux qui lui sont devenus nécessaires;

2° Elle diminue la rigidité des organes, les humecte de mucosités fluides, relâche les articulations, lubrifie les enduits, et donne aux tissus cette flexibilité, cette dilatabilité qui doit faciliter la parturition;

3° Elle prépare la femme à la sécrétion des liquides qui seront plus tard indispensables pour l'allaitement. Déjà les mamelles turgescentes donnent issue à une humeur séro-laiteuse.

Les phénomènes que l'on observe à cette époque extrême de la grossesse, sont en rapport avec l'état de l'organisme de la femme; et, d'abord les incommodités et les maladies de la période précédente, surtout si elles ont été bien traitées, ne tardent pas à se dissiper. Il y a moins de tendance aux congestions, aux hémorrhagies actives, aux inflammations.

C'est actuellement un orgasme lymphatique. S'il n'y a pas de cause externe ou interne qui exagère ou vicie ce mouvement, la grossesse se termine sans accidents, sans infirmités, sans maladies ; et si en même temps, du côté du fœtus, un mouvement analogue s'établit harmoniquement, la parturition trouvera la mère et l'enfant dans les meilleures dispositions possibles; mais il n'en est pas toujours ainsi. Ici d'abord une remarque qui ne se rapporte qu'à cette période. Nous avons vu dans les précédentes qu'il n'était pas du tout nécessaire que la modification organique qui leur correspond se dessinât d'une manière sensible à l'extérieur ; bien plus, il est bon que cela ne se fasse pas ainsi, et qu'elle se concentre uniquement dans les limites du travail utéro-fœtal. Ainsi les meilleures grossesses sont celles où rien de nerveux, rien de pléthorique ne se fait apercevoir. Maintenant il est bon que la sphère de l'orgasme lymphatique s'agrandisse, qu'elle gagne au moins les parois du bassin et les parties que le fœtus doit traverser. La sûreté, la facilité de l'accouchement y sont attachées.

Aussi, si la révolution nouvelle ne s'opère pas suffisamment, le peu de liquide des produits sera absorbé par le fœtus ; la constitution anatomique de la mère restera sèche et rigide; la parturition ne trouvant pas les conduits dans un état propre, sera pénible, et si ce nouveau travail ne décide pas l'orgasme lymphatique au point désirable, l'allaitement deviendra impossible. Quand cet orgasme s'exagère vicieusement, il se produit des sucs blancs en trop grande quantité pour les besoins physiologiques du fœtus et de la mère, le ramollissement, la lubrification, qui, dans les cas ordinaires, ne se font remarquer d'une manière notable que dans le département génital, envahissent d'autres parties de l'économie; de là des hydropisies, des infiltrations, etc., et la série des maladies dues à l'augmentation et à l'embarras de la circulation blanche.

A la moindre cause occasionelle, ces infiltrations, ces

épanchements ont lieu, et les causes occasionelles ne manquent pas à cette époque. Tout le monde sait que c'est alors que la matrice a pris son plus haut degré de développement. Depuis longtemps elle dépasse les limites supérieures du bassin; maintenant elle a envahi la plus grande partie de l'abdomen, et se porte jusqu'à l'épigastre; aussi dans beaucoup de cas, il y a gêne des organes thoraciques qui sont chargés spécialement de l'hématose et de l'impulsion circulatrice... (dyspnée, embarras circulatoire), gêne des organes du bas-ventre... dérangement dans les actions sécrétoires et excrétoires de cette cavité .. gêne des gros vaisseaux, artères, veines, lymphatiques, toutes causes qui favorisent l'accumulation des sucs blancs, en empêchant leur libre élimination, et en s'opposant à la distribution régulière des liquides.

Le premier phénomène morbide, qui se fait remarquer, est souvent l'œdème des extrémités inférieures qui s'accompagne avec du gonflement des veines tégumenteuses du haut des cuisses et de l'abdomen. Quelquefois l'infiltration envahit le tissu cellulaire général; la face se gonfle, les paupières surtout; les cavités séreuses, et principalement le péritoine, se remplissent, outre-mesure, de sérosité. Alors l'état de la femme est déplorable : une sensation de lourdeur, de surcharge, pèse sur tout son être; les mouvements sont difficiles; ils causent de la dyspnée, et même de la suffocation; les digestions sont pénibles : l'estomac peut à peine recevoir quelques aliments.

Ces symptômes dépendent, en partie, de la compression qu'exerce l'utérus sur les organes voisins; et si on en ajoute d'autres du même genre, provenant de la même cause, tels que, incontinence, retentions d'urines, suivant que la pression portera sur le fond ou sur le col de la vessie, le ténesme, le besoin fréquent d'aller à la selle, les engorgements hémorrhoïdaux, résultats de la gêne méca nique du rectum, on aura le tableau à peu près complet de la femme chez qui les effets de cette période sont portés à l'extrême.

Mais les infiltrations, les épanchements, sont-ils dûs uniquement à la compression? Je ne le pense pas; suivant les cas, elle contribue plus ou moins à la production de ce phénomène, mais son action est favorisée par la disposition lymphatique dont tout nous révèle alors l'existence. Dans cet état de choses, si par suite de quelques restes de l'orgasme vasculaire qui régnait naguère, ou bien par l'effet de quelque cause irritante, un organe important s'enflamme, il ne faut pas s'attendre au déroulement énergique des phénomènes de l'appareil phlegmasique. Ceux-ci sont d'autant plus modifiés par la présence de la disposition nouvelle qui s'est introduite dans l'organisme, que celle-ci a pu déjà jeter de profondes racines, et prendre de l'exagération.

L'inflammation est notablement altérée dans sa marche, parce qu'elle est moins sanguine, et qu'elle ne s'associe pas avec une modification du corps analogue. Les tissus se dissolvent, se détériorent plus promptement; la sérosité albumineuse est sécrétée en abondance; la purulence est sans cesse imminente, même dès les premiers instants.

Telle est l'histoire physiologique et pathologique de la troisième période qui, sauf les effets mécaniques dus au développement de la matrice, a beaucoup des traits de l'état puerpéral qui se dessine d'une manière plus large dans le même sens, après l'accouchement..... On a remarqué que les femmes à tempérament lymphatique prononcé sont en général de mauvaises nourrices..... Cela se conçoit; car la diathèse de la troisième période a dû pécher par excès; elle s'est conservée telle après l'accouchement; de là abondance de lait; mais celui-ci est limpide, séreux, peu nourrissant; il s'échappe presque continuellement des mamelles et profite peu à l'enfant. Chez les autres femmes, le lait renferme l'eau en moindres proportions, parce que la diathèse séreuse de la troisième période et de l'état puerpéral s'est maintenue dans de justes bornes.

Je vais actuellement m'occuper des considérations pratiques qui se déduisent de ce qui précède. Il se présente en général deux cas. Dans le premier, l'orgasme lymphatique n'est pas suffisamment prononcé, ou bien il n'y a rien à craindre du côté de son accroissement exagéré; dans le second, c'est là que sont les tendances morbides.

1° Il faut opérer ce que la nature ne fait pas, ou bien favoriser l'impulsion qu'elle donne.

Or, la femme, sans garder le repos absolu qui, dans tous les cas, est nuisible, devra faire moins d'exercice que dans les époques précédentes.

2° Quand la pléthore lymphatique est exubérante, on la combat par les moyens qui sont propres à augmenter la proportion de sucs rouges. Il faut aussi éviter les fâcheux effets de la compression, et faciliter la circulation des liquides. Pour cela on soutient le bas-ventre avec une ceinture élastique, ou un bandage de corps approprié, précaution qui du reste serait utile, dans tous les cas, pour soulager les parois abdominales, entretenir la tonicité de la matrice, et éviter ses diverses obliquités. Dans les cas extrêmes, on prescrit enfin le repos, la situation horizontale; mais souvent dans ce cas la femme enceinte n'attend pas ce conseil; la dyspnée, l'augmentation de son malaise lui en font une loi.

Ici je termine ce qui touche les modifications physiologiques qu'on observe aux différentes époques de la grossesse, et sur les tendances morbides qui en sont la conséquence quand elles s'exerçent vicieusement.

J'ai fait de la grossesse un tableau qui peut-être paraîtra compliqué et exagéré.

Mais, je réponds, à ceux qui le trouveront tel, que s'ils observent de près, ils verront que beaucoup d'accidents qui arrivent dans la grossesse et à l'époque des couches, dépendent du peu d'attention qu'on a donné à la femme enceinte; et à tout prendre, il vaut mieux, ce me semble, la confier à l'homme de l'art, que de l'abandonner à la direction méticuleuse des parents, et à l'empirisme hardi des *sages-femmes* en général peu instruites et peu capables. On appelle le médecin pour des cas qui certes sont moins sérieux, et par eux-mêmes et par leurs conséquences possibles.

Ne serait-ce que pour la mettre à l'abri des mauvais conseils, il ne faut la tenir éloignée de ceux de la science, qui, dans plus d'un cas, lui seront utiles à elle et à son fruit?

On pourrait m'accuser d'avoir compliqué un sujet qui est si simple dans les auteurs, et de l'avoir scindé en divisions embarrassantes; ce reproche serait motivé si ces divisions ne reposaient sur rien de réel, et n'étaient qu'une pure vue de l'esprit. Mais si elles sont conformes à ce que l'observation enseigne, si elles éclairent l'étude de la fonction, et fournissent des applications pratiques plus exactes, cette prétendue complication est une analyse fidèle, une élucidation et non une difficulté. D'ailleurs pour cela seul qu'elle est dans les faits, il faudrait l'admettre, et les faits que j'ai invoqués sont partout.

J'ai cherché à démontrer que la grossesse, une dans son but, est multiple dans ses moyens; qu'elle a trois faces dont on ne doit négliger aucune, sous peine de n'obtenir que des notions incomplètes; ce sont trois affections accommodées harmoniquement l'une à la suite de l'autre pour n'en constituer qu'une seule, trois facteurs qui n'ont qu'un produit.

Différentes dans leurs états extrêmes, ces modes vivants se confondent par des nuances sensibles, lorsqu'ils passent de l'un à l'autre.

Un œil sagace en suivra donc les phases diverses, les évolutions successives, et constatera qu'elles sont chacune un progrès, un mouvement ascensionnel. Tout traitement préservatif ou curatif reposera sur la connaissance de l'affection dominante et de l'appréciation de ses effets. J'ai longuement insisté sur ce point, dont la forme seule est *nouvelle*, et je n'ai fait que coordonner des idées dont les éléments se trouvent dans les auteurs. Ces auteurs n'ont posé que des règles trop vagues par leur généralité ; j'ai cherché à préciser ces règles, et à adresser le conseil à sa véritable destination.

Paris, 16 mars 1842.

FIN.

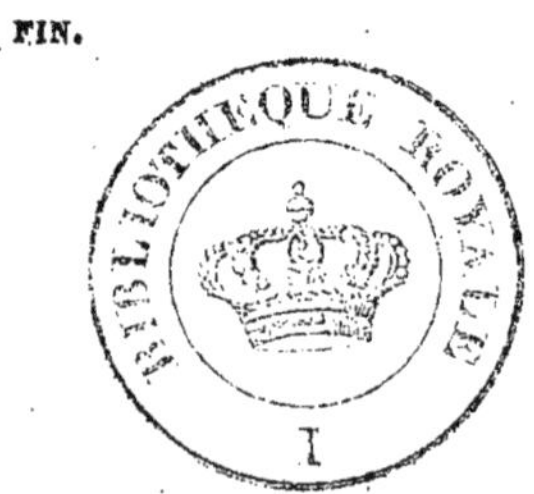

www.ingramcontent.com/pod-product-compliance
Ingram Content Group UK Ltd.
Pitfield, Milton Keynes, MK11 3LW, UK
UKHW020406220726
13923UKWH00004B/1781